RÉTRÉCISSEMENT DU LARYNX

GUÉRI PAR L'INCISION.

RÉTRÉCISSEMENT DU LARYNX

GUÉRI PAR L'INCISION

PAR

LE DOCTEUR DELORE

Chirurgien-major désigné de la Charité

Membre de la Société impériale de médecine et de la Société des Sciences médicales de Lyon.

LYON

IMPRIMERIE D'AIMÉ VINGTRINIER

RUE DE LA BELLE-CORDIÈRE, 14

—

1864

RÉTRÉCISSEMENT DU LARYNX

GUÉRI PAR L'INCISION.

Les observations de rétrécissements chroniques du larynx se trouvent en assez grand nombre disséminées dans les recueils scientifiques; mais il est difficile de retirer de leur étude des déductions pratiques au point de vue du traitement, car les auteurs n'ont pu être suffisamment renseignés pendant la vie des sujets sur les altérations que subissait la cavité laryngienne. Depuis l'invention de Czermak, le diagnostic de ces affections, autrefois entouré de tant d'obscurité, est maintenant susceptible d'une admirable précision. C'est ainsi qu'on peut reconnaître les polypes, et les enlever avec succès; c'est ainsi que, non-seulement on constate l'existence d'un rétrécissement, mais encore qu'on détermine d'une manière positive sa forme et le point précis où il siége; de plus, il est devenu possible d'en pratiquer l'incision avec sûreté, et de guérir ainsi le malade, comme le prouvera, j'espère, l'observation qui fait le sujet de ce travail.

Historique. — Je ne possède point les matériaux suffisants pour faire l'historique complet de la question si intéressante des rétrécissements laryngiens; je crois cependant devoir exposer le résultat de mes recherches bibliographiques, pour éclairer autant que possible, soit l'étiologie, soit l'anatomie pathologique, soit surtout le traitement de ces affections.

Le larynx, étant la partie la plus étroite du canal respiratoire, subit de préférence une diminution de calibre. Tantôt sa muqueuse, gonflée par de la sérosité, intercepte le passage de l'air, comme dans l'œdème de la glotte, qui peut être chronique; tantôt c'est un traumatisme, plaie ou fracture, qui a rétréci l'orifice; tantôt c'est une cicatrice qui succède, soit à la diphthérie, soit à la syphilis.

Voici l'analyse succincte des observations dont j'ai pu avoir connaissance.

Premier fait. — La plus ancienne mention que j'aie trouvé des rétrécissements du larynx, est dans l'ouvrage de Desault (*OEuvr. chirurg.*, 1801, tome II, pag. 266). Desault introduisit des sondes dans le larynx et la trachée pour essayer de conjurer des accidents de suffocation. Les phénomènes notés sont : une toux vive produite par l'introduction de l'instrument, puis la respiration se fit librement. Le malade succomba.

2° Un œdème de la glotte fut traité avec succès par l'introduction d'une sonde, à la présence de laquelle le larynx s'habitua bientôt. (Desault, *Loc. cit.*)

3° Un chirurgien de Toulouse employa un moyen semblable, mais le malade ne put le supporter. (Desault, *Loc. cit.*)

Je n'ai rencontré aucun cas dans le magnifique Traité de M. Cruveilhier. Dans celui de Lebert, j'ai trouvé le fait suivant dont voici l'analyse :

4° Une femme de 28 ans avait eu, il y a longtemps, des accidents secondaires de syphilis. Depuis un an, sa voix était enrouée; elle toussait et éprouvait une gêne au niveau du larynx. Comme elle présentait des signes de suffocation imminente, le professeur Giesker pratiqua la laryngotomie. La malade succomba la troisième semaine à une pneumonie. A l'autopsie, on trouva, au niveau des cordes vocales, des adhérences cicatricielles et des ulcérations encore persistantes.

Dans les bulletins de la Société de chirurgie, je trouve les faits suivants :

5° En 1850, M. Ricord a présenté à la Société de chirurgie un jeune homme affecté d'un rétrécissement syphilitique du larynx, et à qui il avait pratiqué la trachéotomie avec succès. L'opéré était obligé de porter sa canule. Au sujet de ce malade, M. Maisonneuve demanda s'il n'y aurait pas quelque moyen de dilater le rétrécissement. M. Ricord lui répondit que toute tentative de dilatation avait été suivie de suffocations tellement graves qu'on avait dû y renoncer.

6° M. Maisonneuve dit avoir fait à Bicêtre une trachéotomie pour un cas analogue ; au bout de trois mois le malade put quitter sa canule.

7° M. Chassaignac cite une opération de trachéotomie qu'il a pratiquée à une femme de 50 ans pour un rétrécissement syphilitique. Un an après, la malade n'avait pu quitter sa canule.

8° En 1859, M. Chassaignac montra un malade qui avait une atrésie syphilitique peu prononcée du larynx, et qui ne pouvait quitter sa canule après une trachéotomie datant de 18 mois. On pratiquait la dilatation avec de petits tubes de caoutchouc vulcanisé.

9° M. Roux, de Toulon (*Union médicale*, 1855), essaya sans succès de dilater le rétrécissement du larynx d'un Arabe, qui avait été trachéotomisé, il y avait deux ans, pour un croup.

10° Langenbeck eut plus de succès (*Soc. de chirurgie*, 1855). Son malade avait essayé de se suicider, et s'était coupé la membrane crico-thyroïdienne. Le larynx était à peu près complètement oblitéré, et le malade respirait exclusivement par la plaie. Langenbeck agrandit l'orifice de la fistule, et s'en servit pour introduire, pendant quatre mois, des bougies dans le larynx. La guérison eut lieu.

11° Un malade de M. Guersant, trachéotomisé depuis plus d'un an, ne put quitter sa canule.

12° M. Richet, pour un cas analogue, fit construire une canule fort ingénieuse qui possédait un prolongement du côté du larynx.

13° En 1858, M. Maisonneuve fit la trachéotomie pour un cas de fracture du larynx ; la canule dut rester à demeure, car un rétrécissement du larynx se produisit, et l'on ne put en triompher en dilatant par la bouche et la plaie. (*Thèse de* 1859, M. Cavasse.)

14° J'ai trouvé une intéressante observation de rétrécissement de la trachée due à Worthington, dans les *Archives générales de médecine* (1843, p. 223). La syphilis avait produit un rétrécissement fibreux du premier anneau de la trachée.

15° Watson (*Monthly journal*, 1844) a pratiqué trois fois la trachéotomie pour des laryngites syphilitiques ; mais c'était à la période d'ulcération aiguë. Il eut un cas de mort. A l'autopsie, il ne trouva que des ulcérations siégeant seulement *à la base de l'épiglotte* ; la glotte était enflée.

Toutes ces observations sont antérieures à la laryngoscopie ; on y trouve sur l'anatomie pathologique et sur le siége des rétrécissements des détails peu circonstanciés. On voit cependant que la plupart de ceux qui ont pu être étudiés complètement par l'anatomie pathologique siégeaient au niveau des cordes vocales, et même plus bas vers la membrane crico-thyroïdienne ; dans le fait de Watson, cependant l'ulcération siégeait à la base de l'épiglotte.

16° Une femme entra, au mois de mai 1863, dans mon service avec tous les signes d'un œdème chronique de la glotte, après un mois de traitement, par des insufflations de poudre d'alun et par des inhalations d'une solution de tannin pulvérisée, elle sortit guérie en apparence. Un mois après, elle rendra à l'hôpital où elle succomba pendant la nuit dans des accès de suffocation horribles.

Le larynx fut présenté à la Société des sciences médicales. La muqueuse glottique était tellement flasque que l'inspiration artificielle par la trachée oblitérait complètement l'orifice. Dans ce cas, je me proposais, si j'avais été prévenu à temps, de placer une sonde à demeure comme Desault, ou d'employer le tubage du larynx, avant de recourir à la trachéotomie.

Le rétrécissement peut siéger aussi sur les premiers anneaux de la trachée; j'ai fait publier une observation de ce genre, il y a deux ans, par un de mes anciens internes, M. le docteur Civet.

Comme on le voit d'après ces observations, le cathétérisme, employé d'abord par Desault pour rendre le larynx perméable, a été employé par MM. Ricord, Maisonneuve, Chassaignac, Demarquay, Langenbeck et Roux. Mais dans presque tous les cas, sauf ceux de Desault peut-être, le chirurgien a dû recourir de prime abord à la trachéotomie, soit qu'il ait eu la main forcée par la marche rapide des accidents, soit qu'il n'eût pas grande confiance dans les autres moyens. On a dépensé beaucoup d'efforts pour permettre la parole; on a imaginé des canules très-perfectionnées comme celles de Bérard, de Richet, de Luër; mais on a moins insisté, il me semble, pour rétablir complètement les dimensions du larynx. J'ai été assez heureux pour obtenir ce résultat chez la malade dont voici l'observation :

RÉTRÉCISSEMENT SYPHILITIQUE DU LARYNX. — ACCIDENTS GRAVES DE SUFFOCATION ; TRACHÉOTOMIE ; INCISION DU RÉTRÉCISSEMENT A L'AIDE DU LARYNGOSCOPE.

Clémence Didier, âgée de 35 ans, exerçant la profession de bobineuse à Roanne, entre à l'Hôtel-Dieu de Lyon, salle Saint-Paul, nº 68, le 5 mars 1863. Il y a seize ans, cette malade contracta la syphilis à Marseille ; elle eut des accidents secondaires, caractérisés par une syphilide palmaire, et des plaques muqueuses des orteils, qui durèrent environ six mois. A cette époque, elle était enceinte pour la seconde fois, et, au bout de six mois, elle accoucha d'un enfant mort-né dont le corps était parsemé de boutons. Quelque temps après, elle devint enceinte de nouveau, et, au bout de sept mois de gestation, elle accoucha d'un garçon qui mourut en venant au monde. Elle avait alors deux ulcères à la jambe droite ; mais le gosier était sain. Tous ces accidents furent traités par des remèdes locaux, sans aucune médication interne. Un intervalle de sept ans s'écoula, durant lesquels la malade jouit de la plus parfaite santé. Elle n'eut plus de grossesse, ni aucun symptôme nouveau de son ancienne affection.

Il y a six mois, à la suite d'un refroidissement pris au bal, elle éprouva des douleurs cuisantes dans le gosier ; sa voix devint sourde et sa déglutition difficile. En même temps, son état général s'appauvrit ; elle perdit l'appétit et le sommeil, et fut en proie à des sueurs nocturnes abondantes. Elle entra à l'hôpital de Roanne où on lui cautérisa le gosier, et où on lui administra un traitement spécifique ; mais elle en sortit non guérie. Depuis cette époque, c'est-à-dire depuis plus de cinq ans, elle a constamment souffert à la gorge.

Actuellement, la respiration est devenue tellement difficile, que la malade a été plusieurs fois en danger d'asphyxie. La voix est rauque, presque éteinte ; les inspirations sont brusques, accompagnées d'un sifflement qui retentit dans toute la poitrine. La toux est fréquente ; l'expectoration, quoique abondante, se fait avec beaucoup de difficulté ; la déglutition est presque impossible, car les aliments pénètrent dans les voies respiratoires. L'état général est mauvais ; il y a de l'insomnie, de l'inappétence, des sueurs nocturnes. Le teint est livide. A l'inspection du gosier, on constate que le voile du palais a disparu en partie ; on voit

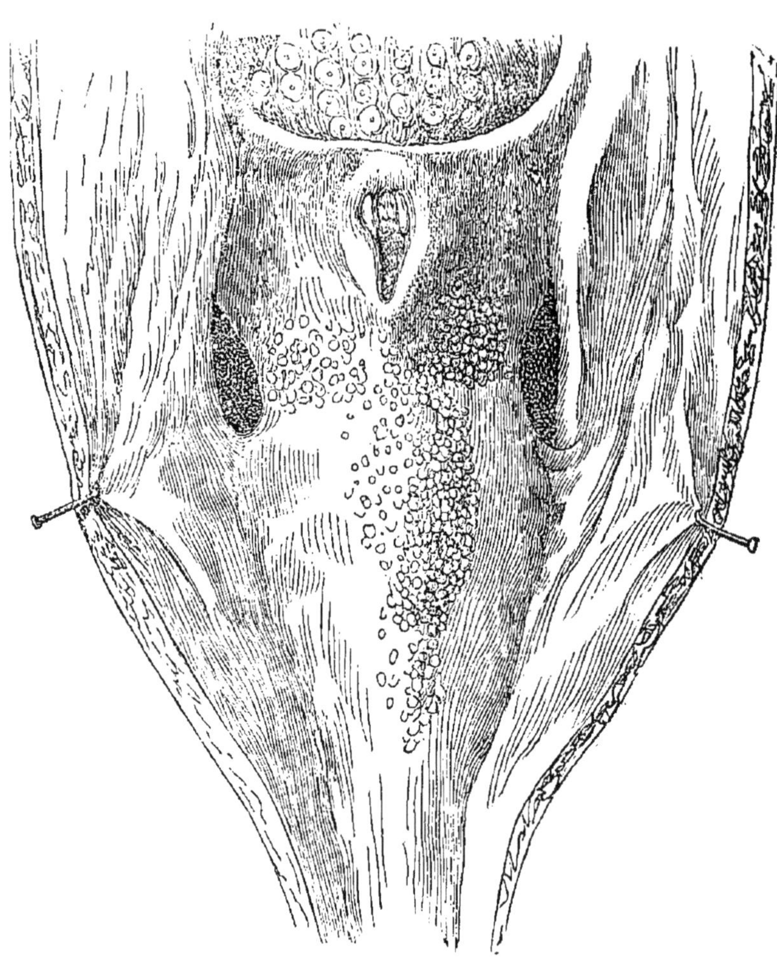

encore les piliers, et un lambeau cicatriciel qui simule la luette. En examinant plus profondément avec le laryngoscope, on aperçoit, en arrière du larynx et à la place de la glotte, un petit orifice assez irrégulier, qui m'a paru avoir environ un centimètre et demi de diamètre antéro-postérieur, sur un demi centimètre de large ; et, quand la malade fait des inspirations énergiques, on voit deux corps arrondis qui font saillie latéralement, et qui simulent les cordes vocales.

On diagnostiqua donc un rétrécissement de la glotte avec destruction complète de l'épiglotte, ce qui semblait expliquer la difficulté de la déglutition.

Le malade faillit asphyxier durant la nuit du 8 mars. En face de dangers aussi pressants, je crus qu'il était urgent d'agir immédiatement, et je priai mes collègues de l'Hôtel-Dieu, MM. Ollier et Gayet, de me donner leur opinion dans une consultation publique. Le résultat de cette consultation fut : qu'il fallait recourir à la trachéotomie dans le plus bref délai, qu'il valait mieux préférer cette opération à la laryngotomie, qui ne donne point une ouverture suffisante, surtout si les cartilages du larynx sont ossifiés, ce qui est possible après les laryngites répétées de la malade. Le tubage du larynx ne présente pas de garanties bien positives ; il serait problablement très-long et inefficace. L'opération sera faite sans que la malade soit éthérisée ; et, quand elle sera guérie des accidents immédiats qui en sont la conséquence nécessaire, on pourra songer à traiter le rétrécissement, soit par la dilatation, soit par l'incision.

Trachéotomie. — 9 mars. Le lendemain, après une nuit fort mauvaise pour la malade, je pratique, assisté de MM. Ollier et Gayet, la trachéotomie au niveau des trois premiers anneaux de la trachée. L'opération fut simple et rapide ; aussitôt après l'ouverture de la trachée, il se produisit un spasme assez violent, qui dura une minute. On mit la canule à demeure ; l'écoulement sanguin fut peu considérable; les accidents d'asphyxie disparurent, la malade put respirer librement, et dès lors la face perdit sa teinte violacée.

10, 11, 12 mars. Les suites de l'opération ont été assez simples; la malade a un peu dormi dans la nuit du 9. Le pouls de 135 est descendu à 80. Elle commence à prendre de légères soupes. Plus de menaces d'asphyxie. On nettoie la canule toutes les heures à cause des mucosités qui s'y engagent; sans cet inconvénient, la malade dit qu'elle dormirait toute la nuit. Les bords de la plaie sont recouverts de bourgeons charnus d'assez mauvaise nature, qui donnent un peu de pus. Peu à peu ces bourgeons se sont modifiés, la plaie devient nette, il ne s'écoule plus de pus, l'expectoration par la canule devient de moins en moins abondante; la malade absorbe une plus grande quantité d'aliments; aussi l'état général, si mauvais avant l'opération, est devenu très-satisfaisant. La malade dort bien; ses joues, d'un aspect terreux auparavant, sont assez colorées; elle peut se mouvoir librement; toute sa personne exprime le contentement.

Quelques jours après l'opération, je remplace la canule ordinaire par la canule de Luër, qui laisse à la malade la faculté de parler, grâce à un mécanisme fort ingénieux, et trop connu pour que je le décrive ici. La canule externe, perforée à la partie inférieure de sa courbure, présente un autre avantage sérieux, c'est de permettre d'apprécier le moment où l'on peut enlever la canule en fermant l'orifice extérieur.

Les dangers immédiats de la trachéotomie ayant été conjurés, je dus songer à détruire le rétrécissement fibreux du larynx. La dilatation semblait fort difficile et d'un résultat douteux; l'incision seule des brides fibreuses me paraissait devoir donner une issue satisfaisante. Je pouvais pratiquer cette opération avec d'autant moins d'appréhension pour la vie de la malade, qu'elle avait une canule fonctionnant parfaitement, ce qui m'enlevait toute crainte de voir l'asphyxie survenir. Ma grande préoccupation était de couper les cordes vocales, si je m'écartais de la ligne médiane. Je songeais d'abord à employer pour cette incision un uréthrotome; mais je n'en trouvai pas qui pût s'adapter exactement à la conformation anatomique des organes sur lesquels je devais agir. J'avais un rétrécissement que je me proposais d'inciser en avant et en arrière. J'aurais pu faire fabriquer un instrument spécial; mais le lithotome caché du frère Côme me parut remplir exactement mon but.

Incision du rétrécissement. — 4 avril. A l'aide du laryngoscope, j'introduis dans le rétrécissement un lithotome, dont la lame cachée faisait saillie du côté concave; je lui donne un écartement de 3 centimètres, et j'incise en retirant l'instrument. Tout d'abord la malade est prise d'un accès de suffocation provoqué par l'introduction d'un peu de sang dans la trachée; mais, après quelques instants, elle respire régulièrement et facilement; sa voix n'a subi aucune altération.

Les suites furent fort simples. La déglutition fut à peine gênée pendant trois jours, et l'opération ne troubla en rien l'amélioration de l'état général, qui augmenta de jour en jour.

Le 14 avril, je pratique l'examen laryngoscopique, et je constate les traces de mon incision en avant; elle se continue jusque vers la base de la langue. Le rétrécissement n'était que fort peu élargi, et je voyais toujours à la partie postérieure (en tenant compte du renversement des objets) une bride transversale fort épaisse.

Deuxième incision. — 17 avril. En m'aidant du laryngoscope, j'incise la partie postérieure du rétrécissement avec un lithotome caché du frère Côme, coupant par sa convexité, à la lame duquel je donne 3 centimètres et demi d'ouverture, et que j'enfonce de deux centimètres environ dans le rétrécissement. Je le maintiens exactement sur la ligne médiane pour éviter la blessure des cordes vocales. Un craquement très-fort, produit par la section du tissu fibreux de la bride transversale, est entendu par les assistants. Après cette opération la malade souffre un peu, ce qui tient au séjour de la canule dans la trachée autant qu'à l'incision.

19 avril. — J'examine la malade à l'aide du laryngoscope : à la partie antérieure existe un sillon cicatriciel qui s'étend vers la langue ; à la partie postérieure, on remarque une vaste fente longitudinale ; l'orifice supérieur de la glotte est d'un calibre aussi considérable qu'à l'état normal. Pas de traces d'inflammation ; légère rougeur à la face interne de la glotte. Je dilate un peu les bords de la glotte, et je me propose d'enlever bientôt la canule. La parole s'exécute bien.

Le 21, c'est-à-dire deux jours après, l'orifice extérieur de la canule perforée de Bérard ayant été fermé avec un bouchon pendant 24 heures, et la respiration s'étant exécutée librement, j'enlevai la canule ; la malade put alors respirer aussi bien qu'avant sa maladie.

La plaie du cou fut complètement cicatrisée cinq jours après l'ablation de la canule.

Pour empêcher la rétraction cicatricielle, je pratiquais deux fois par semaine la dilatation de l'orifice glottique au moyen d'une pince œsophagienne, qu'à l'aide du laryngoscope j'introduisais fermée, et que j'ouvrais ensuite avec une certaine force.

Jusqu'alors j'avais pensé que l'épiglotte était détruite par l'ulcération ; il n'en était rien. Cet organe avait été refoulé en bas par les brides cicatricielles, et c'était lui qu'on apercevait et qui simulait les cordes vocales ; il avait été plissé comme un oubli et refoulé en bas. La pression n'existant plus, il s'érigea et reprit à peu près sa forme première. La muqueuse qui le recouvre est rose, et ne paraît avoir subi aucune lésion.

Depuis le mois d'avril jusqu'au commencement d'août, la malade est restée soumise à mon observation ; elle a pu travailler sans grande gêne ; je dois noter toutefois que le rétrécissement s'est un peu reproduit ; j'estime que l'orifice a diminué d'un tiers en six mois, depuis le jour de l'opération. La marche s'exécute sans difficulté ; mon opérée à toutes les allures d'une personne bien portante, cependant elle annonce un peu d'oppression en montant.

Au mois de septembre, Clémence fut affectée d'une dyspepsie gastralgique, et d'accès de suffocation assez inquiétants contre lesquels toutefois on ne dirigea aucun traitement chirurgical, mais seulement des moyens médicaux.

Au retour d'un voyage, vers le 15 octobre, je constate chez ma malade l'état suivant : sa santé est bonne, cependant elle éprouve encore quelques douleurs d'estomac ; la respiration ordinaire est facile, mais les inspirations un peu fortes sont accompagnées d'un bruit assez prononcé qui se produit également lorsque la malade monte un escalier élevé. A l'examen laryngoscopique, j'aperçois que le rétrécissement sus-glottique s'est reproduit ; au-dessous de lui, on aperçoit l'épiglotte un peu plissée ; j'évalue à trois centimètres de diamètre les dimensions dans tous les sens de ce rétrécissement. Il paraît s'être reproduit principalement à la partie postérieure où l'on voit une bride cicatricielle transversale assez marquée. Ce rétrécissement est circulaire ; il paraît sur un plan un peu supérieur à celui de la glotte à l'état normal, de telle sorte qu'on ne risque pas de léser les cordes vocales en agissant avec précaution.

Troisième incision. — Je me décide à pratiquer de nouveau la section de ce rétrécissement le 10 novembre, en employant le lithotome caché du frère Côme ; mais cette fois, au lieu de lui donner 3 centimètres d'écartement, je lui en donnai 5, et la bride fut coupée dans toute son épaisseur en faisant entendre un craquement que tous les assistants purent aisément percevoir. La malade expectora à peine quelques gouttes de sang : elle accusa une douleur assez vive pendant toute la journée, la déglutition se fit avec la plus grande difficulté, car le pharynx avait sans doute été lésé légèrement ; à l'inspection de la bouche, j'aperçus une petite incision au milieu de la voûte palatine. La voix ne subit aucune altération ; elle fut au contraire plus claire et plus nette qu'avant l'opération. Trois jours après la malade avala sans peine.

Le 18 novembre, j'examine de nouveau le larynx, et, à la place de la bride transversale dont j'ai parlé tout à l'heure, je vois un sillon profond dirigé d'avant en arrière, et qui paraît complètement cicatrisé ; cependant le fond en est encore un peu grisâtre. L'épiglotte a repris sa forme et sa direction normales. Avec une longue pince recourbée, j'essaie de pratiquer la dilatation au niveau des saillies latérales du rétrécissement ; mais l'instrument ne rencontre aucune résistance, ce qui ne m'était jamais arrivé dans les dilatations que j'avais si souvent pratiquées après mes premières opérations. La malade parle et respire sans la moindre difficulté ; toutefois je crois prudent de pratiquer de temps en temps la dilatation de la glotte pour combattre la rétraction si tenace du tissu cicatriciel.

Cette fois, je pense avoir incisé toute l'épaisseur des parois du rétrécissement, et j'espère qu'il ne se reproduira pas.

RÉFLEXIONS.

L'intérêt de cette observation me semble porter sur le diagnostic du rétrécissement, et sur son traitement.

1° Si le *diagnostic* a pu être posé avec quelque certitude, l'honneur en revient évidemment à la laryngoscopie. Sans cette méthode d'exploration, on eût pu, sans nul doute, soupçonner une coarctation du tuyau respiratoire, mais il eût été impossible d'en assigner le siége d'une façon positive. J'ai observé un cas de rétrécissement de la trachée qui avait présenté tous les signes d'un œdème de la glotte ; le laryngoscope me démontra que l'organe de la voix ne présentait aucune altération. Sans cet instrument, comment se serait-on fait une notion exacte de la disposition des brides cicatricielles? Comment aurait-on reconnu que l'épiglotte était intacte? que l'obstacle à détruire siégeait surtout en arrière ?

Les faits du genre de celui que je viens de citer doivent être rares ; car je n'en ai rencontré aucun qui présentât avec lui une ressemblance complète. Toujours la partie rétrécie à la suite d'ulcérations est rapportée au niveau des cordes vocales, excepté chez le malade de Watson, qui avait une ulcération à la base de l'épiglotte. Chez le sujet de mon observation, le rétrécissement siégeait à l'orifice supérieur de la glotte, au niveau des replis aryténo-épiglottiques; cet orifice paraissait sur un plan supérieur à celui de l'état normal; l'épiglotte était intacte, plissée, déjetée en bas et légèrement inclinée en arrière; elle était contenue au-dessous du rétrécissement qui formait une espèce de dôme au-dessus d'elle; elle n'avait contracté aucune adhérence avec les cicatrices du voisinage. Cette disposition est, je l'avoue, assez difficile à comprendre tout d'abord; cependant elle n'a pas laissé le moindre doute dans l'esprit des nombreuses personnes qui ont pu pratiquer avec moi l'examen laryngoscopique. L'exploration était facile, surtout après la trachéotomie; car la malade respirant par la canule, aucun courant d'air ne venait ternir le miroir.

Je joins à mon travail une figure destinée à donner une idée approximative de l'altération de l'orifice du larynx; mais elle est loin de fournir une représentation complète de la lésion de ma malade.

Je pense qu'on peut expliquer la disposition du rétrécissement de la façon suivante : des ulcérations syphilitiques ont existé au niveau des cartilages aryténoïdes, des replis aryténo-épiglottiques, et sur les parties latérales du larynx lui-même. Quand la guérison est survenue, les deux cartilages ont dû adhérer l'un à l'autre, les replis aryténo-épiglottiques ont considérablement diminué de longueur; ils ont refoulé en bas l'épiglotte en même temps qu'ils l'ont légèrement renversée en arrière. Mais en même temps cet orifice rétréci a dû être tiré en haut par des brides fibreuses qui ont pris leur point d'appui fixe sur les parties latérales du pharynx. Cette explication me semble seule rendre compte du refoulement en bas de la totalité de l'épiglotte, et du soulèvement de l'orifice rétréci, qu'il m'a été impossible de faire représenter sur la figure. Lorsque la section du rétrécissement eût été pratiquée, on vit l'épiglotte se déplisser pour reprendre sa forme normale en quelques jours.

Longtemps après la seconde section, à une époque où le rétrécissement s'était un peu reproduit, on apercevait une bride circulaire ainsi disposée : en avant, elle séparait l'épiglotte de la langue ; sur les côtés, elle contournait l'épiglotte à laquelle elle ne semblait nullement adhérer ; en arrière, elle paraissait siéger au niveau des cartilages aryténoïdes. C'était là que le tissu cicatriciel paraissait le plus épais, et le plus solide ; c'était là qu'avait porté la principale section ; mais à cause de l'élasticité des tissus, la section n'avait vraisemblablement pas été complète, puisque la forme circulaire avait persisté, ou du moins s'était reproduite peu de temps après l'opération.

2° *Traitement.* — Sans le laryngoscope, eût-il été possible de traiter efficacement notre malade ? Je ne le pense pas. En effet, la dilatation par la plaie trachéale eût été illusoire, puisque le rétrécissement siégeait beaucoup au-dessus des cordes vocales. La dilatation par la bouche eût été impossible, car l'épiglotte aurait été nécessairement refoulée dans la cavité laryngienne, ce qui aurait annulé les efforts de la dilatation. Quant à inciser un rétrécissement sans se rendre compte de sa forme et de sa situation, je pense qu'aucun chirurgien ne l'eût osé. J'ai pratiqué deux incisions chez ma malade pendant qu'elle portait encore sa canule ; la première coupa la bride saillante qui séparait l'épiglotte de la langue ; la seconde coupa incomplètement la bride qui circonscrivait le rétrécissement en arrière. Toutes deux furent faciles à exécuter, et le lithotome caché remplit toutes les indications désirables ; les suites furent d'une grande simplicité. La troisième incision, la plus considérable de toutes, fut faite huit mois après l'oblitération de la plaie du cou ; elle porta sur toute l'épaisseur de la bride postérieure, circonstance qui permet d'espérer que le rétrécissement ne se reproduira pas. Les suites de cette troisième section furent d'une simplicité égale à celles des deux premières ; aussi je n'hésiterais pas, si pareil cas se présentait à mon observation, de pratiquer d'emblée l'incision du larynx, sans faire d'abord la trachéotomie qui ne joue ici que le rôle d'opération préliminaire.

Aucun fait semblable n'étant arrivé à ma connaissance, je crois donc avoir pratiqué le premier l'incision par la bouche d'un rétrécissement du larynx. Mais je me garderais bien de la proposer pour tous les cas de rétrécissements. Je crois que les superficiels sont seuls justiciables de l'incision simple, et que pour ceux qui siégent au niveau des cordes vocales, présentant une bride saillante en arrière, comme celui de Giesker, il sera prudent, avant de les imiter, de faire d'abord la trachéotomie ; à plus forte raison pour ceux qui sont sur les anneaux de la trachée.

Ainsi, grace à une méthode nouvelle qui semblait au premier abord offrir un intérêt purement scientifique, la chirurgie possède le moyen de guérir des affections réputées jusqu'ici incurables, comme les polypes et les rétrécissements du larynx.

Lyon. — Imp. d'A. Vingtrinier.

www.ingramcontent.com/pod-product-compliance
Ingram Content Group UK Ltd.
Pitfield, Milton Keynes, MK11 3LW, UK
UKHW021039200726
13857UKWH00005B/1825